"Mi chiedi qual è stato il mio più grande progresso?
Ho cominciato a essere amico di me stesso."

Lucio Anneo Seneca

Ai valori aggiunti conosciuti grazie al mio percorso.

Alla persona che è stata d'ispirazione per scrivere questo libro.

Prefazione

Quando Briella mi ha raccontato del suo desiderio di scrivere un *libro sulla masturbazione femminile, ma da un punto di vista migliorativo della propria autostima,* ho capito subito quelle che erano le sue più intime intenzioni perché, anche per via della professione lavorativa che svolgo, so che analizzare e comprendere un argomento è fondamentale per avere un chiaro quadro della situazione.

Capire, in questo caso grazie alla spiegazione di Briella, quello che succede al nostro corpo e quali sono le conseguenze è importante, se non fondamentale a volte, per un miglior rapporto con noi stesse e, di conseguenza, anche con gli altri.

Per alcune la cosa potrebbe sembrare strana, ma semplicemente bisogna imparare a guardare da un'altra prospettiva.

Chi riesce nella vita ha le idee ben chiare di quello che gli succede e, da quello che ho potuto notare, un punto in comune delle grandi persone è che conoscono la propria natura umana, la quale, ti fa fare cose. Ma se anche tu impari a conoscerla puoi migliorare le tue azioni e sfruttarla a tuo vantaggio.

Per fare questo nei migliori dei modi c'è però un primo passaggio fondamentale che non può assolutamente mancare: *bisogna conoscere quello che si vuole affrontare e dove si vuole arrivare.*

Pensate ai pasticceri, ad esempio. Non fanno semplicemente dolci. Loro conoscono alla perfezione reazioni, chimica, conservazione...

Le estetiste sanno trattare inestetismi su pelli diverse; sanno poi, sulla base delle unghie, quale colore si stende meglio rispetto ad un altro...

I parrucchieri non solo sanno fare la piega, ma hanno studiato il capello e sanno trattarlo in maniera corretta...

Insomma, *per i veri esperti c'è una vera e propria conoscenza dietro.*

E *questa conoscenza può essere anche tua*.

E non parlo di Sacher, baby boomer o di un taglio bob, ma di come si può migliorare la propria autostima (attraverso la masturbazione).

A me la lettura di questo libro (sono stata molto fortunata a poterlo leggere in anteprima) ha fatto comprendere tante cose.

Innanzitutto, c'è una storia dietro, che permette di capire l'evoluzione della masturbazione. Attraverso questa storia possiamo capire come mai la masturbazione è, ancor oggi, un tabù per molti.

Ci sono evidenze scientifiche fatte di studi e di figure professionali come psicologi e sessuologi che parlano della masturbazione in maniera positiva.

Ci sono aneddoti privati della vita di Briella.

Insomma, a me questo libro è piaciuto veramente tanto e ringrazio Briella per averlo scritto, anche perché, con la spiegazione della differenza dei cervelli maschili e femminili, si comprendono le dinamiche (ed incomprensioni) che si possono creare all'interno di un rapporto. Incomprensioni che possono portare a rotture... Ma se si "gioca" in maniera intelligente, queste possono anche non avvenire.

Detto ciò, sono sicura piacerà anche a te ciò che Briella ha condiviso con noi.

E sono altrettanto sicura che questo libro ti sarà utile per conoscere meglio te stessa guidandoti proprio verso veri piaceri, sociali e non…

Kelly Baldessin

Sommario

INTRODUZIONE

-E tu, ti masturbi o no?-

Avete presente quando dite sì per un'uscita e poi, quando arriva quel giorno, vi chiedete che cosa vi abbia spinto ad accettare?

Bene... A me quella sera era successo esattamente così. Avevo in programma una cena, ma la tentazione di trovare una scusa per non uscire era forte.

Mi stavo asciugando i capelli quando mi sono detta "Ok, ora dico che non vado". Prendo il cellulare in mano e nello stesso istante mi arriva un messaggio dalla mia amica << Bri, io tra 20 min sono da te. Tieniti pronta ;) >>.

Che palle! Non potevo paccarla all'ultimo. << Ok. Quando sei sotto fammi uno squillo che scendo. Ho una fame... >>. Almeno questo era vero, ahahahahah!

E così finisco di prepararmi. Quando la mia amica mi squilla, scendo.

Arrivate al ristorante il maître ci accompagna al tavolo. Con noi due il tavolo è al completo e da quel momento gli ordini possono partire.

Tra una portata e l'altra ammetto di non aver parlato tanto. Come detto prima già non avevo tanta voglia di uscire, poi, in realtà, la compagnia era della mia amica quindi conoscevo per sentito tre persone; perciò, delle loro cose poco mi importava.

"E così te Briella ti masturbi?" "SCUSA PREGO??!" rispondo con il Krug che nel frattempo mi va di traverso.

"Lorena mi ha detto che ti masturbi e che le hai spiegato che questa cosa aiuta tantissime donne ad essere felici". Ah, bene... Non ero l'unica a conoscere gli altri per sentito... Ahahahah!

In quel momento vedo tutti gli occhi del gruppo puntati su di me. Le donne curiose, gli uomini hanno la pupilla dilatata in segno di eccitazione. Uno di loro si gira addirittura del tutto verso la mia direzione.

"E tu, ti masturbi o no?" Le rispondo io. "No. Ma c'è chi lo fa per me quando serve". Risate. "E pensi sia la stessa cosa?" le domando. "Penso di sì" "Sbagliato" le rispondo ammiccando.

"Infatti io ti avevo detto che Bri mi aveva dimostrato che le donne che si masturbano sono più felici a letto" interviene la mia amica Lorena portandosi alla bocca un pezzo della sua costata.

"Sono curioso di sapere la spiegazione di questa affermazione" dice il ragazzo che si era girato verso di me. "Bhe dai, è risaputo che la masturbazione fa bene. Il rilascio di endorfine aiuta ad allievare stress e tensioni. Svolge un'azione anestetizzante ed antidolorifica" gli dice una ragazza. "Bhe, ma Briella ha detto che chi si masturba è più felice a letto" risponde lui.

"Non ho detto proprio così a Lorena. Avrà semplificato per andare dritto al sodo" spiego ridendo. "A lei e ad altre amiche, in una serata di confidenze amorose e sessuali, ho spiegato alcune cose di me e delle mie esperienze. Le loro risposte, quella sera, hanno confermato quello che dicevo a loro. Qualcuna ha poi voluto provare se era vero e dopo qualche tempo mi ha ringraziata di averle fatto scoprire un mondo nuovo, più soddisfacente e nel quale aveva, finalmente, preso consapevolezza di sé".

Quella cena non si è dimostrata essere la cena poco stimolante che pensavo, ANZI. Ne è uscita l'idea per questo libro.

Tra poco potrai sapere anche tu cosa ho detto quella sera seduta in quel tavolo di ristorante e, se anche tu vorrai, potrai fare come alcune delle mie amiche o di quelle ragazze sedute a cena con me: *IMPARARE A CONOSCERTI.*

CAPITOLO 1

-Storia della masturbazione-

"Perché non ti masturbi?" riprendo il discorso con la ragazza dai capelli rossi che mi aveva posto la domanda. "Ahhh, non saprei. Non lo faccio e basta. Forse mi fa strano pensare a me in quel contesto: da sola, nel letto a toccarmi lì sotto... Preferisco che lo facciano gli altri!" "Tipo me?" la provoca il ragazzo seduto di fronte a lei, facendola arrossire. Credo che forse a lei lui interessi, ma non voglio distrarmi dalla conversazione.

"Certo però che è un argomento particolare questo" dice una ragazza. "Ti dà fastidio che se ne parli?" le chiede la mia amica Lorena. "No, ma è strano chiedere a qualcuno se si masturba" "Perché è un tabù" intervengo io.

Viviamo in una società dove il sesso è continuamente ostentato, ma della masturbazione è ancora difficile parlare.

Forse è proprio la parola masturbazione che fa paura...

Masturbazione ed autoerotismo sono la stessa cosa (infatti la masturbazione è una pratica autoerotica) ma la loro etimologia le fa sembrare diverse, una con un'accezione negativa, l'altra positiva.

L'autoerotismo deriva dal greco Autos (solitario) e Eros (amore). Esso concerne l'amore per sé stessi, passione e desiderio vissuti in solitaria.

Masturbazione deriva dal latino Manu (mano) e Stuprare (disonorare, violare). La parola fa quindi pensare a qualcosa di disonorevole, che non va fatto.

Nell'antica Grecia la masturbazione era una pratica considerata normale. Il piacere sessuale era visto come un qualcosa di necessario per un equilibrio psicofisico e per la salute della persona e la ricerca del piacere non era solo una prerogativa maschile.

Pensate che per alcuni storici le donne greche praticavano liberamente la masturbazione.

A confermare questa teoria ci sono gli olisboi, peni in pelle o in cuoio lunghi all'incirca 20cm. La loro produzione era nella città di Mileto, ma venivano esportati in tutto il mondo greco.

Tra l'altro il nome non penso sia stato dato a caso in quanto olisbos significa 'infilarsi/scivolare dentro'. Ahahahahah!

Anche nel mondo romano il sesso è considerato una cosa buona, sana e normale.

Arriva poi il Cristianesimo e le cose cambiano (meno male non sono nata in quei tempi se no per me erano cazzi. Anzi no, neanche quelli! Ahahahahah).

Il Cristianesimo stabilisce una censura che caratterizzerà la nostra società.

"Cosa intendi dire di preciso Briella?" mi chiede una ragazza che fino ad allora non aveva parlato. "Ciò che diceva la legge cristiana ha influenzato il comportamento di chi ci ha preceduto, andando a contaminare l'educazione insegnata e ricevuta."

Il Cristianesimo condannava la masturbazione perché il fine del piacere fisico è la gravidanza. E visto che la masturbazione è realizzata da un'unica persona questa non può accadere.

Proprio per questo motivo è considerata dalla Chiesa Cattolica un atto innaturale.

Il teologo Tommaso d'Aquino, considerato il più grande teologo della Chiesa, aveva scritto che il pene era stato progettato da Dio per essere inserito nella vagina della donna e che un altro uso era innaturale e una grave offesa al piano sagace di Dio.

Da qui si deduce che il concetto che qualsiasi comportamento che impedisce il concepimento (sesso orale, sesso anale, masturbazione) è considerato *immorale*.

Secondo la Chiesa anche un solo atto di masturbazione era un peccato mortale che portava la persona a trascorrere l'eternità all'inferno.

"Certo che questo pensiero mette angoscia ed ansia!" dice la mia amica Lorena. "Contestualizzalo in un periodo dove non c'erano le informazioni che abbiamo ora. Ora invece sappiamo che la scienza stessa dice che masturbarsi fa bene" dico io. "Ci fosse ancora quella credenza le coppie sterili non potrebbero ricorrere all'inseminazione intrauterina ed alla fecondazione in vitreo" aggiunge il ragazzo che da subito aveva dimostrato interesse all'argomento. "Esatto!" annuiscono gli altri partecipanti.

"Anche se sul tema ancor oggi ci sono gruppi che non sono d'accordo alla cosa" mi viene da aggiungere.

"E quando è cambiato il pensiero sulla masturbazione da parte delle persone?" mi viene chiesto.

CAPITOLO 2

-La nascita del vibratore-

Penso a tutti i miei sex toys (soprattutto al mio preferito... So già che quando arriverò a casa lo userò. Un bel orgasmo e riposerò meglio sicuramente).

Se non avessero deciso di curare l'isteria chissà se il mercato dei vibratori esisterebbe...

"Proprio così, ne parlano in quel film" "Ma secondo voi la storia è vera?" Credo che abbiano iniziato anche gli altri a parlare del vibratore e che, come me nei miei pensieri, abbiano associato il vibratore alla cura dell'isteria.

La mia risposta, infatti, alla domanda quando è cambiato il pensiero sulla masturbazione da parte delle persone era stata appunto "Grazie alle cure mediche".

L'invenzione del vibratore elettrico avvenne intorno alla fine dell'Ottocento ed aveva proprio scopi terapeutici. Doveva infatti curare l'isteria, una malattia che colpiva le donne e ritenuta, fin dall'antichità, la conseguenza di insoddisfazioni di origine sessuale. Secondo la teoria del medico greco Areteo di Cappadocia l'utero era come un animale dentro un animale e se questo apparato riproduttore era lasciato a sé stesso, poteva spostarsi in modo indipendente e strangolare la donna dal di dentro; per questo motivo doveva essere rimesso al suo posto con massaggi.

" Il vibratore era stato creato per rispondere alle numerose richieste di cure mediche e perché i dottori erano stanchi di massaggiare le loro pazienti.

Avevano i crampi alle mani " dico, provocando una grossa risata in tutto il tavolo.

"No donne, c'è poco da ridere... Io li capisco!" dice il ragazzo più giovane. "Non c'è nulla di più frustrante che toccare una donna e non farla venire..." "Bhe, dovresti sapere dove toccarla invece" gli dice Lorena, mettendolo in soggezione. "Non siete tutte uguali mia cara" interviene l'uomo che, a mio avviso, sembra essere il più grande "E cosa piace ad una non è detto che piaccia ad un'altra" "Per questo consiglio la masturbazione" dico io "*Se tu sai cosa ti piace e come venire puoi guidare la persona e rendere l'esperienza piacevole per entrambi*".
Vedo lo sguardo delle donne attento e dalle loro espressioni capisco che *hanno compreso* ciò che ho appena detto.

"Però aspetta Bri... riprendiamo il discorso dei vibratori perché io mi sono persa. Più che altro non mi torna il periodo. Ma davvero stiamo parlando dell'800!?"
"Come invenzione del vibratore sì. La stimolazione manuale già da prima. Certo che immaginare le donne di allora a gambe aperte, rigide com'erano, intente a venire fa ridere. Ahahahahah!"
"Ciao caro. Vado a farmi trastullare dal dottore. Certo cara, a dopo e vieni, mi raccomando" scimmiotta la ragazza dai capelli rossi. Di nuovo una risata generale.

E così, anche se la Chiesa vietava la masturbazione, nel periodo vittoriano stimolare il clitoride non era visto come un atto sessuale (anche perché non si pensava che le donne potessero provare desiderio sessuale) e quindi sbagliato, ma una cura palliativa alla malattia.

Un qualsiasi comportamento non ritenuto normale era riconducibile all'isteria e la cura principale era appunto il massaggio pelvico: venivano applicati degli oli profumati intorno al clitoride con un massaggio vigoroso che doveva produrre un effetto ristoratore sulla donna. L'orgasmo che ne derivava aveva anche un nome specifico: parossismo isterico.

Prima dei vibratori i medici cominciarono ad usare anche il getto delle pompe antincendio contro le donne.

Le *docce pelviche* furono installate in tutte le stazioni termali europee e americane di metà Ottocento. Le donne che le utilizzavano, quando uscivano dalla spa dichiaravano che il trattamento faceva bene allo spirito e che rendeva loro felici.

I medici, nel frattempo, cercarono altri metodi alternativi per velocizzare il processo di raggiungimento del parossismo isterico (dai, chiamiamolo anche noi così, ahahahah) **e in quest'ottica, l'uso del vibratore elettrico ottenne un'ampia diffusione perché era lo strumento più rapido ed efficace per raggiungere i risultati voluti.**

Iniziò così una produzione di diversi modelli e prima di diventare un oggetto da sexy shop, il vibratore era venduto nelle farmacie e utilizzato solo dal medico.

I primi esemplari erano disponibili solo in ambulatori medici ed erano gestiti solo da esperti. Da quando l'elettricità cominciò a diffondersi invece, nacquero versioni più piccole e portatili. All'inizio del Novecento c'erano oltre 50 varietà di vibratori disponibili sul mercato e venivano venduti al pari di altri apparecchi elettrici domestici.

Fino agli anni 20 del Novecento era solito e normale trovare la loro pubblicità nelle riviste per signore con slogan che li descrivevano come '*deliziosi compagni per garantire un piacere in ogni donna*'.

Proprio in quegli anni i vibratori cominciarono ad apparire nei primi film pornografici "Facendo così gridare allo scandalo e facendoli togliere dal mercato perché considerati ormai degli oggetti tabù" continuo nella mia spiegazione "E solo dopo mezzo secolo, intorno agli anni 60, il vibratore torna a farsi vedere. Non è più uno strumento medico, ora è considerato un giocattolo sessuale a tutti gli effetti".

CAPITOLO 3

-Femminismo e orgasmo-

"Il femminismo degli anni '70 rivede e critica anche la forma del vibratore". La nostra conversazione, nata da una domanda sulla mia masturbazione, prosegue.

Ho tanti pensieri per la testa ma parlando con Lorena e i suoi amici mi rendo conto di riuscire a dare un ordine ai vari libri letti e alle varie informazioni avute tramite ricerche. Spero che quest'ordine stia passando anche a te che leggi però... Se così non fosse, contattami nella messaggistica Instagram (mi trovi con l'account @thebriellagram) e sarò contenta di rispondere ai tuoi dubbi o perplessità ;)

Riprendiamo. Come stava procedendo la cena?

"Briella, in che senso si critica la forma del vibratore?" "Alcune femministe, prima tra tutte la grande Shere Hite, hanno portato alla luce il desiderio femminile. La sola penetrazione non è così importante per le donne. Da qui i vibratori cambiano ancora design... Pensate al famoso Rabbit in Sex and the city"

Per comprendere la cosa, facciamo ancora un passo indietro. Siamo nel 1976 e leggiamo:

'ALLE DONNE NON È MAI STATO CHIESTO COME SI SENTIVANO RIGUARDO AL SESSO. I ricercatori, in cerca di "norme" statistiche, hanno posto le domande sbagliate per le ragioni sbagliate. E troppo spesso hanno finito per dire alle donne come dovrebbero sentirsi piuttosto che chiedere loro come si sentono.

La sessualità femminile è stata vista essenzialmente come una risposta alla sessualità e al rapporto sessuale maschile.

Raramente è stato riconosciuto che la sessualità femminile potrebbe avere una sua natura complessa che è più della semplice controparte logica della sessualità maschile (di ciò che noi pensiamo che essa sia).

CIÒ CHE QUESTI QUESTIONARI HANNO TENTATO DI FARE È CHIEDERE ALLE DONNE STESSE COSA PENSANO DEL SESSO.'

- dalla prefazione del libro "Il rapporto Hite. Uno studio a livello nazionale sulla sessualità femminile" -

Famosa per le sue ricerche sulla sessualità femminile, Shere Hite era conosciuta nel mondo per questo libro, il quale ha venduto più di 50 milioni di copie dalla sua prima pubblicazione. Esso conteneva delle risposte date da 3.500 donne, tra i 14 e i 78 anni, sulle esperienze sessuali e sul piacere.

Il volume (ben 524 pagine) divenne un manifesto del femminismo e fu vincitore del 'Distinguished Service Award dell'American Association of Sex Educators, Councellors and Therapists'.

All'interno vengono trattati temi come la masturbazione, la penetrazione sessuale, la stimolazione clitoridea, il lesbismo, la schiavitù sessuale, la contraccezione, la gravidanza, l'aborto, la menopausa...

Per Hite era un libro che svelava tutti i segreti della sessualità femminile.

Shere Hite si concentrò maggiormente nella sua ricerca dell'importanza del clitoride per l'orgasmo femminile, sfidando quelle che erano le convinzioni maschili sul sesso e rivelando che molte donne non erano stimolate dalla penetrazione. 'Troppi uomini sembrano ancora credere, in modo piuttosto ingenuo ed egocentrico, che ciò che loro sentono come piacevole sia automaticamente piacevole anche per le donne'.

In uno degli incontri della National Women Organization di New York, alla domanda se tutte le donne avevano avuto un orgasmo, le partecipanti rimasero in silenzio. Da qui Hite iniziò a lavorare al suo rapporto.

"E voi? Avete mai avuto un orgasmo?" chiedo. "Sì, dai, che diamine!" "A me a volte capita di essere lì per venire, poi bho, capita qualcosa che non mi fa andare avanti. Di solito è l'intensità, il ritmo che cambia" "Io devo essere messa a mio agio" rispondono alcune delle ragazze. Osservo per un attimo la ragazza di fronte a Lorena e, nonostante il suo abbigliamento facesse pensare ad una femme fatale, noto che il suo sguardo si fa triste. Magari lei è una di quelle femmine che non ha ancora avuto un orgasmo vero, chissà... "Io ogni tanto fingo" dice poi. Cazzo, ma legge nella mente?! Ahahahahah!! "Dio ti prego no, una delle cose più odiose che una donna possa fare" le dice il ragazzo più attento al discorso.
Ma sul perché di questa affermazione torneremo dopo ;)

"Ora vi racconto di me" inizio.
Il mio primo orgasmo che ho raggiunto da sola toccandomi, è stato dopo una lunga giornata passata a baciarmi appassionatamente con il mio primo fidanzatino. Avevo 16 anni. Ci siamo baciati tutto il giorno (cosa che oggi non farei più perché mi sembra una cosa assurda XD) ed arrivata a casa,

pensando ancora a lui, mi è venuto in automatico iniziare a toccarmi, come se qualcuno mi prendesse la mano e la mettesse tra le mutande... *Mi sono toccata il clitoride e sono venuta* pensando a quel lunghissimo bacio romantico (adesso lo vedrei come uno scambio di saliva continua, ahahahah).

La prima volta che ho raggiunto l'orgasmo con le mani del mio fidanzato (tra l'altro lo stesso del bacio passionale) era perché mi faceva un *massaggio rilassante* con olio e creme. Partito da tutto il corpo, è andato poi sul sedere e quando mi ha toccata davanti sono venuta anche subito. Un orgasmo molto particolare e che vorrei ricapitasse. Ero molto attratta da lui e l'eccitazione era tutta nella mia testa e quando mi ha toccata l'ho scaricata.

"Quindi vedi che in realtà l'uomo sa come toccare?" dice il ragazzo più provocatorio, e continua con un "Altro che ingenui ed egocentrici".

"Adesso ti parlo delle nostre diversità. Se hai sentito bene ho detto che ero molto attratta da lui e che l'eccitazione era nella mia testa. A me è andata bene, ahahahahah! Però secondo alcuni dati recenti nella popolazione italiana, circa il 9% delle donne raggiunge raramente l'orgasmo.

Alcune donne dicono di non avere problemi nel raggiungerlo durante la masturbazione, ma fanno fatica a raggiungerlo con il proprio partner.

Il 22,7% delle donne italiane finge anche di raggiungere l'orgasmo (e qui strizzo l'occhio alla ragazza di prima), innescando un circolo vizioso di non detto che crea disturbi legati alla sessualità e all'orgasmo, generando vissuti spiacevoli e non concentrandosi sul piacere".

"Allora dai, parlaci di queste diversità uomo/donna che sono curioso di capire perché, come detto da Antonio, non c'è cosa peggiore di una donna che finge".

"Anche per noi, credici" ribatto. Capire come funzioniamo è una delle chiavi di svolta.

Nel frattempo, se ti fa piacere, potresti annotare su un quaderno delle note in cui scrivi se hai mai finto un orgasmo. Se sì chiediti come mai. Non ti piaceva la persona? Non eri a tuo agio? Come ti toccava?
Nel caso in cui tu avessi raggiunto l'orgasmo (cosa che ti auguro, ahahahah) ripensa a cosa è successo mentre accadeva e segnatelo.

Questo esercizio di annotazione ed appunti te lo proporrò ogni tanto per portarti ad un miglioramento.
Spero possa farti piacere :)

CAPITOLO 4

-Maschi e femmine, due cervelli diversi-

"Dai Briella, parlaci delle diversità tra maschi e femmine" continua Lorena.

"Certo, lo farò. Inizio da una domanda: cosa deve avere un uomo per attrarti?" "Un insieme di fattori. Deve farmi ridere, farmi star bene, essere presente, farmi sentire speciale..." "Ok, ok. abbiamo capito Lorena. Ahahahah! L'uomo deve avere diverse caratteristiche.

E per te Antonio? Cosa deve avere una donna per attrarti?"

"Deve semplicemente farmi sesso."

"Visto? Ecco la prima nostra differenza. Ed è la biologia a farla."

A volte si dà per scontato che l'altro abbia le stesse nostre percezioni e che la pensi come noi, ma questo non è così.

E cominciare a considerare le differenze tra i sessi, per avvicinarci anche maggiormente a comprendere come sente l'altro, quali sono i suoi bisogni, i suoi meccanismi, potrebbe aiutarci a migliorare i rapporti.

Sia dal punto di una relazione intima che sessuale.

Iniziamo.

Le differenze comunicative e comportamentali uomo - donna sono da ricercare nel passato.

Conoscere la nostra evoluzione è fondamentale se vogliamo parlare di comportamenti tra i due sessi e di linguaggio del corpo.

E per comprendere l'evoluzione dobbiamo portare la nostra attenzione anche al nostro cervello.

È ormai dimostrato che il cervello maschile e quello femminile presentano differenze sostanziali che influenzano il modo in cui uomini e donne pensano, sentono, si comportano, comunicano e vivono ciò che accade.

Grazie all'evoluzione delle tecniche di neuroimaging è stato possibile osservare le diverse attivazioni cerebrali e avere anche una base neuroscientifica a ciò che veniva solo descritto e raccontato.

Queste differenze incidono anche nel modo in cui vengono vissuti attrazione, innamoramento, sesso, scelta dei partner, amore, rottura della relazione dagli uomini e dalle donne.

È comunque importante sapere e ricordare che i nostri comportamenti sono anche il risultato di diversi fattori che uniscono atteggiamenti biologici-genetici a storie individuali (sviluppo, ambiente familiare di crescita, educazione) e culturali.

Il nostro cervello è diviso in due emisferi: l'emisfero sinistro e quello destro. Il primo è responsabile del linguaggio, delle capacità logico-analitiche, della tendenza alla precisione e attenzione ai dettagli, consente pianificazione e esecuzione di azioni; l'emisfero destro è meno analitico e responsabile della tendenza a essere creativi, è intuitivo. Semplificando possiamo dire che l'emisfero sinistro è quello logico-razionale, il destro quello delle emozioni.

Gli uomini utilizzano maggiormente il sinistro, le donne il destro. Inoltre, il fascio di fibre che unisce i due emisferi (corpo calloso) è più grande nelle donne e questo porta a un maggior utilizzo di entrambi da parte delle donne. Le donne riescono a fare più cose contemporaneamente perché l'emisfero destro consente di operare in parallelo (fare più cose insieme), a differenza del sinistro (usato maggiormente dai maschi) che consente di operare in seriale (una cosa alla volta).

"Quindi è la nostra genetica che mi porta a dover fare una cosa per volta. Lo dirò a qualsiasi donna che si lamenterà per come faccio." "E' la biologia umana cara, fattene una ragione. Abbiamo il nostro asso nella manica Anto!" si dicono Antonio e Paolo battendosi il cinque.

Certo non è possibile generalizzare perché ci sono profonde differenze tra le persone, indipendentemente dalla biologia, che, come detto prima, sono determinate dall'incontro di questa con le influenze ambientali ricevute nel corso dello sviluppo, ma tutto sommato Paolo e Antonio non hanno così torto... Li guardo e sorrido.

"Ma ora, tornando alla domanda fatta a Lorena e Antonio, possiamo aggiungere che da un punto di vista evoluzionistico, noi esseri umani ci siamo evoluti in modo da garantirci sopravvivenza e propagazione del patrimonio genetico attraverso la riproduzione; pertanto, anche se gli uomini e le donne di oggi vivono in condizioni molto diverse da quelle dell'uomo della caverna, certe spinte evolutive sono rimaste e influenzano in parte tutte le fasi dell'amore" riprendo.

Una differenza importante è come, ad esempio, si arriva all'attrazione e all'eccitazione. Per gli uomini spesso si tratta di un processo rapido, quasi istantaneo, spesso dato da stimoli visivi immediati. Per le donne, invece, sembra che ci voglia maggiore tempo e attenzione.

Gli uomini vengono attratti dalla bellezza e dalla giovane età della partner. Per bellezza si intende un'armonia nelle proporzioni del corpo e del viso, che si possono mantenere nonostante il cambiamento che i canoni estetici subiscono nel tempo. Questo perché, istintivamente, una donna bella e giovane è anche in grado di portare avanti una gravidanza e di trasmettere dei geni sani.

Le donne invece sono meno sensibili alla bellezza fisica ma notano l'intelligenza di un uomo, il suo status sociale, le risorse economiche di cui dispone, la sua disponibilità a creare un rapporto stabile. Questo perché in origine, a differenza della situazione attuale in cui molte donne possono provvedere materialmente ai figli anche senza l'aiuto di un partner, la donna che sceglieva un compagno in grado di fornire cibo e protezione a lei e alla prole.

Le donne hanno un potere attrattivo maggiore, in quanto i loro ormoni estrogeni sono responsabili di caratteristiche biologiche che rendono l'apparato genitale recettivo sessualmente e determinano un'attrazione fisiologica verso il sesso opposto. Dal punto di vista cerebrale, nelle donne si attivano maggiormente delle aree cerebrali, il nucleo caudato e il setto, che si occupano della memoria e dell'attenzione: le donne, per questo motivo, sono più selettive.

Negli uomini, invece, al vedere la donna, si attivano maggiormente i centri di elaborazione visiva e dell'eccitazione sessuale (da qui si può intuire perché la pornografia visiva è ampiamente diffusa tra gli uomini).

"Vero. Io per prima cosa guardo la fisicità della donna nel complesso. Culo, seno, denti/sorriso, sguardo, capelli... e se riesco a sentirlo, anche il profumo conta e immagino, diciamo, varie posizioni". Ivan, la bocca della verità, ahahahah, conferma questa tesi.

C'è poi un'altra differenza interessante tra cervello maschile e femminile. Sia nell'uomo che nella donna la frequenza dei rapporti sessuali garantisce una produzione massiccia di *ossitocina* (soprattutto nelle donne) e *vasopressina* (soprattutto negli uomini) che favoriscono il passaggio da un legame basato sull'attrazione e il desiderio a un legame più propriamente affettivo.

Nell'uomo la maggiore produzione di vasopressina, neurormone secreto dall'ipotalamo, è responsabile della sensazione di possesso, di gelosia, di territorialità. L'ossitocina invece, prodotta in maggiore quantità nel cervello femminile, responsabile anche delle contrazioni del parto e prodotta a seguito della stimolazione dei capezzoli durante l'allattamento, si associa alla sensazione di benessere, calore, al comportamento di cura e protezione. L'attaccamento, quindi, è favorito dal contatto fisico e dal sesso. Queste attività ci fanno rilasciare ossitocina, che ci fa star bene; l'impegno a rimanere insieme nella coppia è stimolato dalla vasopressina. A livello comportamentale questo ormone entra in azione in varie fasi della relazione e in modo diverso tra la popolazione maschile e femminile. Negli animali di sesso maschile la vasopressina determina l'esibizionismo durante il corteggiamento, il desiderio sessuale, l'aggressività verso gli altri maschi, la territorialità e la difesa della prole. Al contrario, negli animali di sesso femminile l'ormone inibisce il desiderio sessuale, ma acuisce la capacità di risposta aggressiva per proteggere la prole.

"Il legame di coppia dipende da questi due fattori epigenetici. Lo so, vi sembrerà strano sentir parlare di ciò e vi starete chiedendo cosa c'entra tutto questo con la masturbazione, ma è tutto collegato.

Ossitocina e vasopressina sono ormoni che contribuiscono alla creazione e al mantenimento di una relazione stabile, stimolando sentimenti di tenerezza e calore e spingendo, anche, alla fedeltà nei confronti del partner. L'ossitocina è definita, tra l'altro, l'ormone dell'amore e svolge un ruolo fondamentale nel potenziare l'attaccamento della coppia e rinforza la memoria dei ricordi emotivi positivi contribuendo alla creazione di una identità di coppia. Infine, aumenta la produzione di endorfine che favoriscono il benessere e il rilassamento in un clima di stabilità e fiducia.

L'ossitocina, importante nella creazione del legame di attaccamento con il partner, viene rilasciata anche in seguito al raggiungimento del piacere sessuale. Adesso seguitemi...". A queste parole vedo gli sguardi di tutte le persone sedute intorno al tavolo attente e puntate su di me.

"Se c'è intesa sessuale con qualcuno c'è la possibilità che si possa creare un legame. Ma non dobbiamo fingere" "Brava Briella! Non c'è cosa peggiore." "Stai zitto un attimo Daniele, sono curiosa" dice Alessia mettendogli una mano sulla bocca.

Li osservo divertita e continuo: **"Qui entra in gioco la masturbazione..."**

CAPITOLO 5

-Tutti i segreti della masturbazione-

Ho sempre visto la masturbazione, almeno, da quando ho iniziato a praticarla, ahahahah, come ad una cosa necessaria. Ci fa entrare più a contatto con noi stessi e più la fai e più ne parli, più acquisisci sicurezza verso te stessa. Inizi a conoscere la tua parte più vulnerabile... fino a controllarla. E se controlli i tuoi istinti animali puoi controllare tutto.

"E' quindi un impulso che dobbiamo controllare?" mi domanda la mia amica Lorena. "NO. I benefici della masturbazione sono risaputi. Poi scusa, lo fanno anche gli animali. Il mio dire sul controllo degli istinti animali è legato a quella che può essere una presa di consapevolezza verso il nostro corpo (e volendo anche mente) per arrivare ad un obiettivo, che può essere, ad esempio, voler occupare una determinata posizione lavorativa o **imparare a fare sesso e sentirsi più sicure**.

Ora mi spiego..."

Partiamo dal regno animale di cui, anche noi essere umani, facciamo parte. Quello che sembra, agli occhi dell'umanità, un qualcosa di peccaminoso, fa in realtà parte della nostra natura. Se da una parte c'erano personaggi a favore dell'autoerotismo, come l'anatomista greco Galeno (Pergamo 129 - Roma 201 circa) che raccomandava la masturbazione delle donne per scaricare la tensione corporea ed eliminare i cattivi umori, c'era anche chi, come il medico svizzero Samuel Auguste Tissot, lo condannava. Pensate che diceva che perdere un'oncia di sperma era più dannoso che perdere un litro di sangue. Anche il fondatore dei famosi cereali Kellogg's, John Harvey Kellogg, era un dottore contro la masturbazione. Egli inventò i cornflakes proprio per proporre un alimento sano che non stimolasse il desiderio sessuale e la voglia di toccarsi

.

Signor Kellogg, il suo piano è fallito. Io ne sono l'esempio più lampante. AHAHAHAH!!

Come lui, come Tissot, altri medici hanno fallito nel cercare di tenere a bada questa nostra naturalezza, che, come dicevo prima, appartiene anche agli animali.

Facciamo qualche esempio:

Il rinoceronte ondeggia il corpo per sbattere il membro contro il ventre;

gli elefanti maschi si percuotono con il pene, in maniera ritmica, la pancia fino all'orgasmo;

molti cetacei sfregano i loro genitali contro una superficie dura fino a venire;

i trichechi usano le pinne come faremmo noi con le nostre mani o si danno all'autofellatio, come i pipistrelli;

inoltre, in Indonesia alcuni macachi, sia maschi che femmine, sono stati osservati mentre usavano sassi per compiere atti di autoerotismo (cosa dite, da provare? Ahahahah).

Non ci è dato sapere il vero motivo per cui anche gli animali si masturbino, più che altro si pensa che la masturbazione maschile serva anche a contenere l'aggressività associata all'eccessivo stimolo sessuale, ma a noi interessa sapere che succede anche lì, quindi niente sensi di colpa per i nostri impulsi.

"Biologia, natura... Io prendo appunti Briella!" se la ride nel mentre Antonio.
E tutti noi con lui.

E noi umani perché ci masturbiamo?
Sicuramente è un atto fisiologico e naturale.
Secondo la psicologia *un sano autoerotismo ha molti benefici.* Esso è considerata un atto di libertà sessuale e di amore per sé stessi, oltre che un modo per approfondire la conoscenza di sé.

Una sera ho letto un articolo di Serenella Salomoni, psicologa, psicoterapeuta e sessuologa in cui diceva che "Come psicoterapeuta e sessuologa ho osservato spesso che, per patologie come vaginismo e anorgasmia, l'assenza di una educazione sessuale familiare e scolastica porta a disfunzioni sessuali dove, la mancanza della masturbazione, è un'assenza di conoscenza del proprio corpo e della propria fisicità."
(Vi invito a vedere un suo video in cui parla di masturbazione femminile, al seguente link

https://youtu.be/qlX5XaCngRc?si=5bXNpoB3Pm0Tkf4o)

Per la dottoressa (e qui riporto le stesse sue parole utilizzate nell'articolo) **"Per le donne, masturbarsi non è solo un atto fisiologico, che è la base per una buona sessualità, ma apporta anche dei giovamenti alla salute psicofisica della donna stessa.**

L'autoerotismo femminile porta, infatti, una serie di benefici quali:

- Rilascio di endorfine e dopamina: sono neurotrasmettitori rilasciati dall'orgasmo e dalla attività fisica e sono provocati dal piacere come nella masturbazione.

- Potenziale miglioramento della vita sessuale con il compagno, sia per le donne che non riescono ad avere un orgasmo con il partner, sia per indirizzarlo meglio su quello che le piace di più.

- L'autoerotismo aiuta a lubrificarsi e a ridurre la secchezza vaginale che diventa spesso un problema nella menopausa.

- Allevia lo stress che sappiamo collegato a vari problemi come depressione, ansia, malattie psicosomatiche, cardiache o tumorali."

"Siamo entrati nel discorso della masturbazione perché mi è stato chiesto come può migliorare l'autostima della donna" continuo "E dalla mia esperienza, unita a quella delle mie amiche e dalle stesse conferme psicologiche noi miglioriamo perché l'autoerotismo ci aiuta a capire il funzionamento del nostro corpo, capire quali sono i nostri ritmi, le nostre zone e tecniche preferite ed a capire come sentirci a nostro agio con la propria fisicità."

"Io tutto questo non l'avrei comunque mai detto. Sono stupita!" mi dice Alessia giocando con una patata novella prima di portarsela alla bocca e gustarsela.

Mi giro verso i maschi del tavolo e chiedo a loro: "Avete mai chiesto ad una ragazza che frequentavate se si masturbava?"
"Non la prima sera" ridacchia Ivan "Ma sì, l'ho chiesto. Così, per curiosità"
"E...??" chiede Samantha visivamente curiosa di sapere la risposta. Non so

se per voglia di sapere e basta o se nel suo spingerlo a continuare ci fosse un pizzico di gelosia...

"Non tutte a cui l'ho chiesto hanno detto sì. Però, chi dichiara di masturbarsi spesso, anche con sex toys, è molto più disinibita a letto e raggiunge l'orgasmo prima, più volte e più facilmente." "Vero" confermano gli altri due maschi.

"Quindi a voi piace una donna disinibita sotto le lenzuola?" chiede ancora Samantha. "A chi non piace?!" le risponde Ivan guardando gli altri e strizzando l'occhiolino.

"Voglio dire Sa, non bisogna fare posizioni kamasumetriche, non ne sarei neanche in grado" se la ride Luca, il terzo ragazzo "Però avere a che fare con una donna che c'è, che si fa sentire, capire che le piace veramente quello che sta facendo, bhe... è molto appagante!".

"Effettivamente è una cosa che mi è stata detta più volte, anche dai miei ex, che diciamocelo, sono comunque scuola - ahahahah - e siamo qui anche per questo stasera, per imparare ad avere autostima e sicurezza in quello che facciamo in quei momenti." a 'sto giro strizzo io l'occhiolino alle altre ***"Adesso vi racconto come faccio io"***

CAPITOLO 6

-La mia masturbazione-

"Quante volte ti sei masturbata oggi? Cattivella..." Questo è ciò che mi chiedeva scherzando il mio ex fidanzato Davide quando tornava da lavoro ed io ero a casa, anche perché lui sapeva che mi masturbavo pensando a lui.

Non ho mai nascosto la cosa della masturbazione ai miei partners (e sono diventati tali perché avevo una connessione forte dal punto di vista sessuale) e come loro sapevano, anche con voi ora mi aprirò (ma non come si può pensare, ahahahahah!).

Se dovessi raccontare la mia giornata tramite le masturbazioni... Al mattino mi alzo e mi masturbo per essere rilassata e sorridere alla mia giornata, perché sono felice. Ho appena dato piacere al mio corpo, gli ho appena dato soddisfazione.

Il secondo atto potrebbe arrivare a metà mattinata o verso pranzo, per una dose in più di relax.

Il terzo può arrivare perché, magari, ho semplicemente voglia io, quindi non è per forza classificato per qualcosa.

Il quarto se devo uscire, perché ho una cena (vi state chiedendo se l'ho fatto prima di venire qui, vero?) o devo vedermi con qualcuno. Posso farlo anche prima di vedermi semplicemente con un'amica. Da oggi magari mi guarderanno con una faccia diversa sapendolo, ahahahahah! Ma si tratta di una cosa che mi fa star meglio, esco con il sorriso.

L'ultima è prima di andare a dormire.

Queste diciamo che ci sono sempre (soprattutto quella appena sveglia e prima di andare a dormire), le altre che ci possono essere è se io sono con il mio fidanzato; quindi, gioco con lui e mi masturbo, oppure se ho una cosa più importante da fare e devo scaricare la tensione, mi masturbo, se devo uscire con un ragazzo ed ho le farfalle nello stomaco, per controllare questa sensazione e non sembrare un'imbranata al primo appuntamento, mi masturbo...

"Insomma, *ogni occasione è buona per poterlo fare!*" dico ancora provocando una risata generale, iniziando io per prima a ridere.

Vedete, prendo le cose con il sorriso, ahahahah!! Non per questo cambierei il 'ma fatti una sco**ta in più, con il ma fatti una masturbata in più'. Ahahahahah!!

Osservo il sommelier stapparci un'altra bottiglia di Krug e penso ad un anedotto simpatico: se faccio serata sono sovra eccitata e la cosa diventa un incubo perché faccio fatica a raggiungere l'orgasmo, ma non mollo finché non vengo. Se sono da sola mi va in cancrena la mano (adesso capisco la nascita dei vibratori!) o scarico il mio toy di turno.
Se sono col fidanzato sono ca**i suoi perché non lo lascio dormire finché non vengo. Ahahahahah.

Ma come ho iniziato a masturbarmi?

Ho iniziato ad avere degli stimoli in quinta elementare, ma non sapevo cosa fosse quella sensazione... Poi ricordo di aver smesso.

Ho ripreso la cosa dopo una giornata passata a baciarmi con il mio primo fidanzatino. Avevo 16 anni. Abbiamo passato un pomeriggio intero a baciarci appassionatamente ed arrivata a casa ero ancora eccitata. Ho cominciato a toccarmi lì sotto con le mani fino a venire.

Durante le superiori ho cominciato a scoprire e conoscere il mio corpo, ma è stato il periodo prima dell'esame di maturità, il momento in cui ho cominciato a darci dentro. Avevo trovato il mio modo di scaricare lo stress da studio.

Ho iniziato a darmi piacere con le mani. I toys li ho scoperti verso i 20 anni. Quando voglio fare l'amore con me stessa uso le mani, quando voglio fare sesso, uso i toys.

I primi mesi che utilizzavo i vibratori mi sembravano inutili perché non ne capivo tanto il senso, essendo io abituata alle mie mani. Ma sono di indole curiosa ed ho cercato di capire come poter *entrare in sintonia* con i toys.

Il primo con cui mi sono trovata benissimo ha la grandezza di una usb. La nostra prima volta insieme è stata molto simpatica: l'ho appoggiato sul clitoride alla velocità massima (giustamente io devo partire in quinta da subito, ahahahah!!) ed ho sentito come una grande scossa sul corpo. Sono rimasta sorpresa e l'ho fermato subito scoppiando a ridere e pensando 'Ma che ca**o!', però diciamo pure che con quella scossa è nato il colpo di fulmine. Ahahahahah.

Questo piccolo vibratore (penso non raggiunga neanche i 5 cm) è quello che ho sempre consigliato e regalato alle mie amiche (che fortunate ad avere me nella loro vita, ahahahah) e continuo, ancor oggi, a consigliare lui a tutte le donne che non hanno mai usato un sex toys. Uno perché non sembra un sex toys e già qui si abbatte un muro, due perché va solo appoggiato sul clitoride e noi tutte veniamo così, SENZA ESSERE PENETRATE (l'orgasmo uterino è più complicato, ma di questo poi parleremo più avanti), tre così piccolo e innocuo ti farà conoscere al meglio come ti piace essere stimolata. Dopo la *mini-chiavetta verso il paradiso*, ahahahah, è però importante provare altri sex toys con forme e funzioni diverse, proprio per imparare a conoscere la risposta del nostro corpo ad eventuali sollecitazioni.

Io, curiosa come sono, ho poi subito voluto provarne altri. Ho così scoperto che odio quello con la linguetta e quello che ha tipo l'aria che risucchia. Per quanto riguarda me, non sono piacevoli. Ma ripeto, è un mio parere, non abbiamo tutte gli stessi gusti. Io più che piacevoli li trovo fastidiosi. Questo riguarda il mio corpo. PUNTO IMPORTANTE DA CAPIRE, SE PER ME NON VANNO BENE NON è DETTO CHE SIA COSÌANCHE PER LE ALTRE.

Poi c'è il mio GRANDE amore della Lelo. Bello a vedersi (ha vinto dei premi proprio per il design ;)) **con la parte più lunga ti penetra e con la parte piccola ti stimola il clitoride**; questo contemporaneamente. Per me lui è il top!
In basso ha poi tre bottoni con i quali scegli la tipologia di vibrazione (continua, alternata ecc…) e l'intensità.

Io per un periodo ho fatto l'errore di usare l'intensità sempre al massimo… e ci ho rimesso nel rapporto col mio ragazzo perché mi sentivo insoddisfatta.

Occhio quindi a come si utilizzano i toys, che poi davvero si preferiscono loro agli uomini, ahahahah!!

I toys devono aiutarci a capire cosa ci piace e, una volta saputo, dobbiamo condividere la scoperta al nostro partner ;)

Io di base consiglio alle donne con le quali parlo di questo argomento di stimolarsi ed esplorarsi con le proprie mani. I toys li amo, ma come detto prima, per un periodo ne ho abusato e non trovavo più all'altezza il mio uomo.

L'autoerotismo deve aiutarci a conoscere meglio noi stesse per poi sapere come guidare al meglio il nostro uomo per farci raggiungere l'orgasmo. Se abusiamo dei toys ovvio che poi ogni rapporto sarà scadente. E per me vale lo stesso con i porno.

Io non li guardo per masturbarmi. O meglio, ne guardo giusto un pezzettino per stimolare la mia fantasia, anche se... il più delle volte immagino scene che vedono coinvolta la persona che mi piace. Queste fantasie, per quanto ho capito che nel sesso 'mai dire mai' in quanto se hai feeling con una persona ti potresti ritrovare a fare cose che non immaginavi... In ogni modo, alcune fantasie rimangono tali, anche perché, a volte, un po' troppo spinte, ahahahah.

Una cosa molto importante per la masturbazione è il lubrificante.

Nonostante io sia una che si bagni molto, ne faccio comunque un uso spassionato, ahahahahah!!

L'utilizzo di un lubrificante rende più piacevoli diversi tipi di rapporti sessuali perché ne aumentano la sensibilità. Sono sicura che se non li hai utilizzati, una volta provati, vorrai replicare l'esperienza.

I lubrificanti sessuali svolgono un ruolo essenziale nell'incremento del comfort e del piacere durante i rapporti intimi.

Inoltre, per le donne che soffrono di secchezza vaginale, possono risultare una vera e propria svolta per la loro vita sessuale (il parere medico è in ogni modo fondamentale).

Parlando di lubrificanti... Con Davide, ad esempio, una volta finito il lubrificante siamo passati all'*olio di oliva*, ahahahahah, alla faccia delle patatine fritte!

(spero vada via dalle lenzuola con i lavaggi...)

Poi altra cosa importante è il prendersi tutto il tempo necessario. Anche in quel momento l'atmosfera conta.

Ognuna ha le proprie posizioni preferite per masturbarsi, le proprie abitudini (io, ad esempio, non riesco da in piedi o nella doccia. Preferisco il letto o il divano), i propri tempi...

Come per il sesso in coppia, anche fare sesso da soli è piacevole se sai come farlo.

"Ma tu Briella ti sei mai masturbata davanti a qualcuno?" mi chiedono. "Sì, e lo faccio in due maniere, anche se penso alla masturbazione come a un momento tutto mio, in realtà. In ogni modo, se mi masturbo davanti al mio partner, lo faccio in due modi. Il primo è per stimolare il clitoride durante la penetrazione, perché, come abbiamo già detto, la donna raggiunge l'orgasmo più facilmente con una stimolazione clitoridea, io compresa. Il secondo modo è per giocare un po' nella coppia..."

CAPITOLO 7

"Ma tu Briella ti sei mai masturbata davanti a qualcuno?" voglio rispondere meglio a questa domanda.

ASSOLUTAMENTE SI.

In realtà, io, per raggiungere l'orgasmo mi stimolo da sola e la cosa l'ho consigliata a tante mie amiche che durante i rapporti provavano piacere ma non raggiungevano l'orgasmo.

Quindi io, mentre faccio sesso/amore con qualcuno, mi masturbo.

Solo con una persona (che poi è la persona di cui io sono innamorata) riesco a venire senza toccarmi, perché è una questione tanto, tanto mentale perché io sono proprio tanto innamorata e basta anche solo un bacio da questa persona per farmi venire, ahahahahah, quindi figuratevi...

Con gli altri mi devo stimolare da sola, se no non vengo velocemente e nel caso, riesco anche a gestire ed a far durare il mio piacere, in base al contesto.

Quando mi tocco durante un rapporto, onestamente, non penso a quello che succede in quel momento. O meglio, lo penso raramente. Per raggiungere l'orgasmo inizio a dar vita alla mia fantasia...

Se invece devo pensare alla masturbazione intesa come un atto in solitaria con qualcuno che mi guarda, l'ho fatta come gioco davanti a due miei partner. **Era un gioco il mio, un gesto che aveva l'intento di stuzzicare...**

La masturbazione è un atto privato, ma in quel caso c'era sintonia e confidenza.

Ovviamente la parte maschile l'ha presa molto bene! Ahahahahah!
Il nostro era stato un modo molto carino per iniziare i preliminari...
nei quali poi è l'altra persona a mettere le mani.

La masturbazione reciproca ha dei benefici all'interno della coppia, lo sapevate?

Primo fra tutti, incrementa l'intimità tra i due partner. Masturbarsi è un atto sessuale decisamente privato e intimo e portarlo all'interno di un rapporto significa conoscere bene l'altro, imparando cosa vuole davvero e cosa gli/le piace. Questa cosa non farà altro che unirvi.

Attraverso la masturbazione reciproca, poi, abbiamo modo di condividere con la persona quelle che sono le nostre preferenze o gusti. La prima volta potremmo mostrare alla persona cosa ci piace, come essere toccate, dove, l'intensità... In questo modo l'altro imparerà (e penso anche in fretta, ahahahah) e la volta successiva non avrà neanche bisogno delle nostre indicazioni per farci impazzire perché saprà come muoversi.

Volendo è anche il momento giusto per condividere quelle che sono le fantasie sessuali reciproche...

Come detto prima, la masturbazione può essere un modo divertente e sensuale per iniziare e proseguire i preliminari.

Voglio precisare una cosa però: la masturbazione in coppia non è necessariamente legata ad un'insoddisfazione nei confronti del o della partner. Anzi! Può essere uno strumento per aumentare l'appagamento e la felicità nella vita di coppia.

Ma come iniziare a giocare insieme?

Capendo che non siamo grandi per i giocattoli ;P

Che possono sì essere qualcosa di intrigante, ma non devono per forza essere sempre presenti in quei momenti, ma perché non provare?

La maggior parte degli uomini impara a raggiungere l'orgasmo più velocemente masturbandosi, le donne possono imparare a farlo attraverso i vibratori, in quanto il vibratore può dare una stimolazione più intensa rispetto alla mano.

Sostanzialmente la donna raggiunge l'orgasmo con il vibratore per alcuni motivi:

- l'intensità della vibrazione;

- quando si utilizza, solitamente, è sola e più rilassata;

- se lo utilizza, sa già dove andare a stimolare.

Consiglio quindi di capire quale vibratore vi piace, poi, con un buon lubrificante (o olio d'oliva, come abbiamo già visto, ahahahahah) guidate il vostro compagno nel darvi piacere.

Per alcuni uomini è anche piacevole ricevere, in maniera giocosa, le vibrazioni ;)

Ci sono anche vibratori a distanza, che ovviamente consiglio a tutte le coppie che amano giocare.

Oltre al telecomando che lo mette in azione, attraverso l'app controlli i movimenti.

La donna scarica l'app, poi manda il link al compagno (che può essere anche dall'altra parte del mondo, ma grazie all'evoluzione tecnologica può azionarlo e controllarlo).

Il partner che ha ricevuto il link sceglie tipo ed intensità di vibrazione e volendo, può addirittura crearne una personalizzata disegnando con il dito le onde.

Una cosa importante dei giocatoli erotici è la loro pulizia.

Puliteli sempre prima di usarli e dopo.

Tenete separati quelli vaginali da quelli anali e non prestateli.

Luca a questo punto si rivolge a me domandandomi: "Ma in tutto questo Briella, tornando al discorso iniziale sull'autostima, cosa ti differenzia da lei?" indicando la ragazza con i capelli rossi che all'inizio della cena aveva detto che per lei la masturbazione era strana. "Ti dico questo perché ok, il sesso è meraviglioso, trovare una ragazza che sappia soddisfarti è grandioso, vederla godere ancora di più. Ma poi, per un rapporto, non basta solo essere una Eva Elfie. Ci vogliono altre qualità."

"Hai ragione Luca" rispondo. "Un buon sesso non equivale a un buon rapporto (sempre se ci si arriva, ahahahah). Però sapere che puoi venire ti rende sicura."

Mi spiego...

CAPITOLO 8

"In cosa sei migliorata da quando ti masturbi Bri?" mi chiede Lorena proprio mentre le si avvicina il cameriere. Dalla sua faccia noto un leggero rossore, ma porta anche velocemente lo sguardo verso tutte noi, per capire chi è la Bri, probabilmente.

Essere al centro dell'attenzione e rispondere a cose intime, forse, anni indietro mi avrebbe messo a disagio, ma oggi non più. Credo che, nel rispetto, si possa parlare di tutto.

E poi vergognarmi di cosa? Di un atto naturale?

"Posso dire che, come in tutte le cose..." inizio a rispondere e intravedo un sorriso malizioso nel cameriere, che cerca di dissimulare andando via, ma sicuramente dispiaciuto di non far parte del discorso...

"Gli effetti e i risultati li vedi dopo un po' di tempo" continuo.

Ho iniziato a masturbarmi seriamente alle superiori, nel periodo della maturità. Avevo scoperto che mi scaricava tantissimo la tensione e riuscivo ad essere più tranquilla.

La masturbazione, infatti, non è solo benessere fisico in quanto agisce positivamente anche sulla nostra salute mentale, andando ad alleviare alcuni sintomi, come lo stress e la difficoltà a dormire.

Degli studi hanno dimostrato che la produzione di ossitocina può abbassare i livelli del cortisolo, l'ormone associato all'innalzamento dei livelli di stress.

Dopo la masturbazione il corpo si rilassa e la mente produce uno stato di calma diffusa ovunque.

Ho poi scoperto, indagando e studiando, che l'orgasmo aiuta a chiarirsi le idee.

Quando ci masturbiamo, il nostro corpo rilascia le endorfine, gli ormoni del benessere. È stato scientificamente dimostrato che l'orgasmo coinvolge 30 aree diverse del nostro cervello: tra queste troviamo la corteccia prefrontale, deputata alla capacità di risolvere problemi.

Pensandoci, nulla è accaduto a caso, ahahahahah!

Ho iniziato quindi per scaricare la tensione, principalmente, ma anche per dormire alla sera, visto che avevo cominciato a soffrire d'insonnia. E facendolo anche 5/6 volte al giorno vi lascio immaginare come fossi tesa, ahahahah.

Per un periodo ho poi smesso ed ho ripreso intorno ai 20 anni. Avevo iniziato ad usare i toys e la cosa era solo puro divertimento. Poi, in realtà, la masturbazione è entrata nella mia quotidianità perché io lo faccio appena mi sveglio e prima di andare a dormire (e se non lo facessi, mangerei le persone vive, ahahahah).

"Ma da quando lo faccio ho notato che la mia persona è diventata più sicura di sé stessa".

Gli effetti li ho visti dopo anni di lavoro (mettiamola così ahahahah).

Quando lo faccio prima di uscire di casa, sono molto più sicura di me stessa, ad esempio, ma lo sono diventata già dopo mesi di pratica.

Come è possibile vi chiederete voi.

"Già, come è possibile?" chiede Samantha.

La masturbazione rende migliore la conoscenza del proprio corpo, facendoci anche capire cosa ci piace (oppure no) sia dal punto fisico che sensoriale. **La persona acquisisce maggiore sicurezza di sé perché migliora l'immagine che ha del proprio corpo.**

La percezione del corpo è una componente fondamentale della costruzione dell'io sessuale.

Molte donne non riescono a raggiungere l'orgasmo e per loro questo è motivo di sofferenza. Con la masturbazione la persona impara a conoscere la propria anatomia

"Ti interrompo Briella, perché quest'ultima cosa vale anche per noi uomini, o almeno per me. Grazie alle se**e ho imparato a controllarmi. Conosco le mie sensazioni e so quando sto per venire. Se penso, durante un rapporto, che sia presto, cerco di distrarmi, se invece reputo che sia il momento giusto, bhe... mi stimolo" interviene Ivan.

Certo, *conoscere la propria anatomia è importante*. Ti connette con il tuo corpo e ne prendi il controllo.

Se noi poi amiamo il nostro corpo ne cambia la percezione che abbiamo di esso e il piacere che possiamo ricavare.

Il rapporto con il corpo definisce il rapporto con il piacere.

Uno studio ha dimostrato che il 48% delle donne eterosessuali e il 47% delle donne omosessuali hanno osservato un effetto positivo della loro body image sulla loro vita sessuale.

Piacersi fa concentrare l'attenzione sulle sensazioni piacevoli, avere invece un'immagine negativa di se stesse porta il focus su ansie e non ci si lascia andare.

"TI SENTI SICURA DI TE" continuo. Ho deciso di raccontare a loro un aneddoto importante su un mio incontro, per far capire che se non fossi sicura di me, forse questa storia non ci sarebbe stata...

A oggi posso dire che come risultato di questo mio percorso, del fatto che io sia sicura e che ho autostima nei miei confronti, posso raccontarlo con un esempio.

Ho avuto l'occasione di frequentare una persona molto importante nel mondo della comunicazione. Frequentarlo anche dal punto di vista intimo... E vi assicuro che è molto difficile arrivare ad avere intimità, arrivare nel letto di questa persona, perché è una persona che non è attratta dalla ragazzina, dalla ragazza o dalla donna vestita sexy o in maniera provocante, ma è attratto da una donna che sia più a 360°.

Sia chiaro che non mi reputo tale, ahahahah, ho ancora tanto da imparare, però sicuramente gli ho trasmesso di essere molto sicura e di avere molta autostima nei miei confronti, oltre che essere intelligente. Questo assolutamente se no non ci sarei arrivata a lui.

E ad oggi posso dire che ringrazio questo percorso della masturbazione perché, se questo è il risultato, io nella mia vita ho attratto persone di un certo valore. Che sono stati dei valori aggiunti alla mia vita.

L'autostima è una delle componenti fondamentali per stare bene psicologicamente.
Secondo la definizione dell'APA (American Psychological Association), si tratta de "il grado in cui le qualità e le caratteristiche contenute nel proprio concetto di sé sono percepite come positive".

Non si tratta di una condizione fissa, permanente, anzi, nel corso della nostra esistenza si può modificare perché continua ad evolversi.
E cercare di darsi esperienze positive aiuta sicuramente a credere in se stessi.
Toccarsi per credere ;)

"Quindi Briella, la masturbazione ci aiuta a credere in noi e, volendo, anche a sedurre?"
"Volendo sì" rispondo ad Sara guardando il mio dolce e non vedendo l'ora di assaggiarlo.

CAPITOLO 9

- Seduzione femminile-

Sara mi guarda aspettando che vada avanti... Anche il resto della combriccola aspetta. Io continuo a fissare la mia panna cotta deliziandomi gli occhi.

Poi inizio.

"Ho sempre pensato che, come questo dolce ti conquista visivamente, anche la bellezza fisica fosse il segreto per conquistare un uomo, ma con il tempo e con l'autostima conquistata in questi anni, ho capito che non è così ".

Ma cosa piace davvero agli uomini?

Rispondere a questa domanda non è stato facile.

Credevo che agli uomini interessasse esclusivamente la bellezza da copertina ma mi sono dovuta ricredere.

Anche se gli uomini sono essere visivi e l'aspetto fisico è la prima cosa che notano in una donna, non è questo che li fa innamorare o che li fa rimanere in una storia. E non è neanche questo ciò che li seduce.

Agli uomini piace la donna con carattere. E questo lo puoi ottenere ed avere solo se hai fiducia nella tua persona.

Per carattere non intendo l'arroganza e l'aggressività, sia ben chiaro. Queste caratteristiche non piacciono a nessuno, uomo o donna che sia.

Avere carattere si intende NON ESSERE SEMPRE DISPONIBILE per permettergli di conquistarti.

So non essere facile dire "Oggi no" ad una richiesta d'uscita dalla persona che ti interessa, ma non essere sempre disponibile è una cosa che devi imparare a fare.

Il motivo?

Devi far capire alla persona che non sei dipendente da lui.

Questo lo porterà ad essere attratto da te perché sarai una sfida...

Ti dovrà conquistare e l'uomo ama guadagnarsi qualcosa.

Per lui sapere di aver fatto le mosse giuste lo renderà felice.

L'uomo vuole conquistarti e tu devi dargli modo di farlo. Lascia che giochi le sue carte.

Questo dipende anche dalla nostra biologia diversa, la quale incide anche sulle diverse modalità comunicative.

Esempio: quando la donna è di fronte ad un problema, parla con l'uomo per sfogarsi, ha bisogno di ascolto e comprensione e non di una soluzione. Ma l'uomo le darà la soluzione (naturalmente la sua) e la donna non si sentirà capita. Al contrario l'uomo, quando ha un problema, difficilmente ne parlerà con la compagna perché ha bisogno di dimostrare che è in grado di risolvere da solo quella situazione, raggiungendo il risultato che si è prefissato. Per questo la maggior parte degli uomini non amano che la donna dia loro consigli.

Se non si conoscono le differenze reciproche, le incomprensioni sono naturali.

Quando si è sotto stress la donna parla, parla ed ancora parla, ma l'uomo, se non ha potere per risolvere quella situazione farà fatica ad ascoltare. Quando è sotto stress l'uomo si chiude. La donna dovrebbe imparare ad aspettare.

Quindi il silenzio dell'uomo a volte è solo un modo suo di riflettere. Ma noi questo non lo sappiamo e cominciamo a tartassarlo di domande tipo "Ma non mi vuoi più?", "Dimmi, mi ami ancora?", "Ho fatto qualcosa che non andava?"

"Dio Bri, hai fottutamente ragione!" interviene entusiasta Ivan, come se per una volta, forse la prima, fosse stato capito per davvero.

Le donne non devono accanirsi nel cercare di capire cosa ci stia sotto. Quando l'uomo ha bisogno, chiede aiuto. Se non lo chiede è perché è in grado di risolvere la questione da solo.

Non ci sono in ballo sentimenti. Lui è fatto così.

"Però dai, non è semplice" dice Sara.

"Certo, non lo è. All'inizio. Ma tu devi tenerti occupata. Coltiva i tuoi hobby, esci con le amiche, appassionati a qualcosa... Ma non essere una cozza."

Avevo letto in un articolo del quotidiano online Pensa alla salute che

- L'uomo è come un elastico perché il suo movimento è di allontanamento e riavvicinamento. Proprio come un elastico, che quando viene tirato al limite, poi ritorna indietro nella sua forma originaria. L'allontanamento per l'uomo è sentito come necessario per ritrovare la propria autonomia e indipendenza. Una volta ricontattate sentirà lui stesso la necessità di riavvicinarsi, bisogno di amore e intimità con la compagna. Se gli si impedisce di allontanarsi, l'uomo non potrà mai sperimentare il bisogno di vicinanza con la compagna. Le donne, di fronte all'allontanamento dell'uomo, cadono nel panico e sentono ancora più forte il bisogno di avvicinamento. -

Noi non dobbiamo cadere nel panico, noi abbiamo una forte autostima.
"Perché sappiamo godere!" dice la mia amica Lorena alzando il calice del suo Passito di Pantelleria Ben Ryé. Ricambio l'alzata di calice.

Quindi, visto che l'uomo ha bisogno di ricevere fiducia, ammirazione, apprezzamento, incoraggiamento e accettazione, se ti invita ad uscire tu rispondigli "Guarda, non posso. Magari mercoledì se tu puoi".
E se riesci, il giorno prima di mercoledì non ricordargli l'appuntamento...
Se lui ti cercherà, escici insieme.
Fatti bella e vai da lui con un bel sorriso.
Mostrati carina e felice di essere lì.
E se hai dei problemi, lasciali a casa... Credimi, sentir parlare di cose che non vanno è l'ultima cosa che vorrà.
Poi non raccontare troppo di te se non te lo chiede. Lascia un po' di mistero.
Alterna dei si alle richieste di vedervi a dei no.

Ripeto, so che può non essere facile, soprattutto se la persona ti piace parecchio, ma non vedersi per una serata è meglio che non vedersi più.

Altra cosa, gli opposti non si attraggono.
"In che senso?" interviene Luca. Poi dicono che la curiosità è femmina, ahahahahah.

Scommetto che anche te che stai leggendo vuoi capire meglio questa affermazione.

"Adesso mi spiego" dico, portandomi alla bocca la mia buonissima panna cotta. Cavoli, è proprio buona! Me ne prenderei un'altra, ahahahah.

Dicono che gli opposti si attraggono ma pensateci un attimo...
Alcune relazioni finiscono perché? "PERCHÉ ERAVAMO TROPPO DIVERSI".
Quindi confermo la mia tesi: gli opposti non si attraggono.

Per questo devi imparare a fare una cosa: imitare la persona che ti piace facendo mirroring.

Cosa significa questo?
Che ad un gesto della persona che ti piace ci sarà la tua ripetizione (in maniera naturale, mi raccomando).
Ad esempio, se lui si avvicina leggermente a te, fai altrettanto. Se sorride ad una cosa che dice sorridi anche tu.
Ascolta poi bene non solo quello che dice, ma anche come lo dice. Cogli il suo modo unico di parlare e ... utilizza delle parole che dice nelle tue frasi.

Per comprendere quello che sto dicendo ti citerò i neuroni specchio (se hai piacere puoi approfondire su testi scientifici).

I neuroni a specchio sono una classe di neuroni che si attiva quando vediamo un'azione svolta da un'altra persona entrando così in empatia con essa.

La persona che vogliamo conquistare vedrà in noi qualcosa di familiare (non capirà cosa però) e si avvicinerà.

Pensaci bene, in fondo tutti noi stiamo con i nostri simili.
Ok, ci sono le eccezioni, ma sono appunto, eccezioni.
Per lo più ci piacciono le persone che sono come noi.

E con questa piccola strategia l'uomo che vorrai conquistare sarà propenso a stare con te.

Non devi snaturarti se hai paura di questo.
Utilizza il mirroring in piccole cose e per il periodo in cui lo devi attrarre e sedurre.

Ricorda, lo devi conquistare e, in questa fase di seduzione, non farlo scappare è un tuo obiettivo.

Una cosa che poi ho imparato con il tempo e a mie spese, ahahahah, è di non entrare in competizione.
E non ti sto dicendo di non competere con altre donne, ma proprio con il tuo lui.

Oggigiorno tante donne rivendicano la loro forza (e sì, siamo forti) ma credo che lo facciano in maniera errata.

La donna è una creatura che sa fare tante cose e sa badare a se stessa, ma cerca (e non dire il contrario) qualcuno che sappia proteggerla.

E l'uomo vuole farlo. È nella sua natura.

Tutti gli uomini vogliono prendersi cura della propria donna, farla sentire al sicuro e protetta.
Ogni uomo vuole veder sorridere la propria compagna e sapere di essere il responsabile della sua felicità.

E per permettere a lui di fare ciò devi dargli fiducia.

Non cercare di cambiarlo, non rimproverarlo di essere in un determinato modo, non dirgli che riesci anche senza di lui, rischi di allontanarlo facendogli sentire la mancanza di un ruolo, del suo ruolo.

Gli uomini odiano i conflitti con la propria donna (lottano già tutti i giorni per affermarsi) e se tu non imparerai ad abbracciare chi è la persona che hai vicino, il tuo uomo entrerà in conflitto anche con te e credimi, non vorrà perdere.

Con questo non sto dicendo di farti andare bene tutto e di vivere la storia in silenzio, ma di imparare a comunicare.

Come ti sentiresti se qualcuno ti dicesse spesso "Così non va bene. Devi fare diverso"?
Immagino tesa.
Diverso è "Sai, mi piacerebbe..." o "Pensavo diverso. E se provassimo a..."
Senti che suona in maniera differente e non c'è ostilità?

"Tutto corretto fino ad ora. Ragazze, prendete appunti e ogni uomo, da stasera, sarà vostro" dice Ivan, che poi poco dopo aggiunge "A me piace essere anche coccolato e viziato".

"Eccolo, colpa delle mamme. Santo cielo..."

"No Jessica, Ivan ha ragione. Ha anticipato una cosa che volevo dire" rispondo io.

All'uomo piace la donna che si prende cura di lui, che lo fa sentire importante ma nello stesso tempo devi mantenere la tua indipendenza perché tu hai comunque anche la tua vita.

Inoltre, rispetta i suoi spazi. Se riuscirai a ritagliarti i tuoi interessi vedrai che ti verrà anche facile. Poi, quando vi vedrete, fagli sentire la tua felicità nell'essere insieme a lui. Fallo sentire desiderato.

Nella tua indipendenza però la femminilità non deve mancare.

E per femminilità non intendo una Jessica Rabbit che gli cammina accanto con vestito con spacco inguinale e rossetto rosso sulle labbra, ma è importante che tu non trascuri il tuo aspetto. Soprattutto fai risaltare il sorriso con denti bianchi e le mani devono essere in ordine. Cura sempre la tua persona.

Questo gli uomini lo apprezzano parecchio.

Una curiosità: l'uso del rossetto sembra aver avuto origine dal desiderio di dare alla bocca lo stesso colore rosso sangue che assumono le labbra della vulva per effetto dell'eccitazione.

Il colore rosso sulle labbra di una donna rappresenta un richiamo potenzialmente molto forte per un uomo a lei interessato.

Ma lui questo non lo sa, ahahahah! È un richiamo inconscio.

Nel regno animale il cambiamento del colore della vulva segnala al maschio che la femmina è sessualmente pronta.

Ma ripeto, l'uomo non sa, ahahahahah!

"Ci sono tante cose che ci differenziano dagli uomini..." continuo a dire, facendo qualche elenco:

- Le donne si innamorano delle parole, gli uomini attraverso gli occhi (almeno, una bella donna e un bel portamento è ciò che notano, poi vanno subito a pensare quello);

- Le donne amano un tocco gentile e leggero, gli uomini rispondono ad una pressione più profonda (hanno la pelle più spessa della nostra);

- Gli uomini mirano all'orgasmo, anche con un sesso impetuoso. Le donne vogliono l'atmosfera e preferiscono un approccio graduale e lento.

Ora parliamo di sesso ma, a differenza di come tante donne pensano, non è fare sesso che lega un uomo a te (semmai è il contrario, ahahahahah) però farlo bene fa la differenza per entrargli in testa.

Per avere un uomo non devi entrargli solo nelle mutande. TI DEVE AVERE IN TESTA.

Per questo devi conoscere il tuo corpo. Sapendo come ti piace essere stimolata e come raggiungere l'orgasmo puoi guidarlo nel darti piacere.

Pensi che dire ad un uomo cosa fare non vada bene?
Sbagli.

All'uomo piace vedere (l'uomo è visivo) la donna che è con lui provare piacere e per questo non puoi (e non devi) fingere.

Quindi... prendigli le mani (o ciò che preferisci) e guidalo.

Parlagli.
Ma non per chiedergli se gli piace, ma digli "A me piace essere toccata così", "Così mi fai impazzire" e pronuncia il suo nome.

Gioca poi con il suo corpo. L'uomo non ha solo li sotto come punto erogeno. Stimolalo e cerca di capire dove gli piace essere toccato.

Se siete in confidenza, prima di vedervi, puoi iniziare a stuzzicare anche la sua immaginazione scrivendogli un messaggio in cui gli dici cosa vorresti fare. E poi quelle cose falle per davvero ;)

Non aver il disagio o il timore di mostrare le tue esigenze o fantasie.

All'uomo piace la donna che è a suo agio con il suo corpo e che lo manifesta insieme a lui.

Per poter fare ciò nei migliori dei modi, cerca di creare la giusta atmosfera di relax. Una donna di solito non si eccita se non è rilassata (ecco il famoso "Ho mal di testa").
La mente femminile riesce a controllare dieci pensieri alla volta (ricordate la differenza dei due cervelli?) e, per necessità, tenderà a fare così. Quindi se non ci sono troppi stimoli intorno, va meglio, ahahaha.

L'uomo invece riesce a lasciarsi tutto alle spalle.

Ora che sapete che noi donne abbiamo bisogno della giusta atmosfera per un determinato motivo, bisogna crearla e poi lasciarsi andare all'orgasmo.

CAPITOLO 10

-Tipologie di orgasmi-

"I signori gradiscono il caffè?"

La nostra cena sta svolgendo al termine.

Possiamo considerare questo momento come un orgasmo, ossia la parte finale di un rapporto (che sia in solitaria, visto il tema del nostro discorso, ahahahah, o in coppia).

Ma come i caffè ordinati sono diversi (chi lo vuole macchiato, chi ristretto, chi con acqua calda a parte...), lo sono anche gli orgasmi.

"Su Instagram, visto che condivido stories anche con il mio amico Lelo, è successo, a volte, che mi chiedessero come vengo.

Vengo come tutte, rispondo".

Credo che ci sia una cattiva conoscenza sull'eiaculazione femminile, perché, alcune donne eiaculano regolarmente, alcune occasionalmente, altre ancora lo fanno con una quantità di eiaculato ridotta che si mescola con le normali secrezioni vaginali.

Le donne, quindi, quando vengono o quando provano un orgasmo particolarmente intenso, emettono un liquido.

L'eiaculazione femminile dipende dalle ghiandole di Skene. Anche se la vagina genera un fluido lubrificante per via dell'eccitamento in previsione anche di un'ipotetica penetrazione, l'eiaculazione femminile, fuoriesce dall'uretra durante l'orgasmo.

Come detto prima, questo liquido è visibile oppure no. Ci sono donne però che quando stanno per venire si trattengono per paura di urinare. Io dico di lasciarsi andare e di assaporarsi il momento. E tranquille, è stato dimostrato che questo liquido non è pipì ;)

Io, ad esempio, eiaculo in maniera visiva solo con una determinata persona. Da sola non riesco. Ho le mani piccoline per arrivare dove arriva lui, ahahahah.
Questo per me è l'unica nota dolente nell'avere le mani piccole.
Ma ne giovano i miei partner perché, sotto le mie mani, i loro membri avranno sempre le giuste dimensioni, ahahahahahah!! E si sa che per un uomo questo è importante. La loro autostima, con me, è al sicuro.

Sono la donna dell'autostima, ahahahahah!

Queste dimensioni diciamolo però, sono importanti per loro, ma non per la donna, che viene non per via dei cm, ma delle giuste stimolazioni ;)

Ma come raggiunge l'orgasmo una donna?

Per capirlo dobbiamo capire che donne e uomini sono diversi anche da questo punto di vista, nonostante, per entrambi, esso avviene attraverso il nervo pudendo e il nervo pelvico.

Ma cosa sono questi due nervi?

Il nervo pudendo è un nervo misto pari (cioè è presente sia nella parte destra del nostro corpo, che nella parte sinistra) che innerva i genitali esterni sia nell'uomo che nella donna, muscolo pubococcigei o il perineo e la regione anale.

Nella donna, il nervo pudendo interessa il clitoride, il muscolo PC (muscolo pubococcigeo), le piccole labbra, il perineo e la pelle intorno all'ano.

Il nervo pelvico coinvolge, invece, la vagina e l'utero.

Nel libro For Each Other, la dottoressa Lonnie Barbach spiega che il fatto che il nervo pudendo, avendo un maggiore numero di fibre sensoriali rispetto al nervo pelvico e contenendo terminazioni nervose molto sensibili al tatto, può essere responsabile dell'alta percentuale di donne che reagiscono attraverso la stimolazione clitoridea.

La presenza dei due nervi è responsabile delle differenze tra gli orgasmi vaginali e clitoridei.

Gli orgasmi clitoridei si muovono lungo il nervo pudendo, gli orgasmi vaginali e quelli del punto G si muovono lungo il nervo pelvico. I primi danno una sensazione di sollevamento, gli altri di spinta verso il basso.

Gli orgasmi misti sono dovuti ad una stimolazione contemporanea di queste zone di innervazione. Per le donne c'è una stimolazione del clitoride e del punto G.

"E per gli uomini?" se la ride Sara.

"Del pene e della prostata" rispondo io. "Negli uomini la stimolazione del pene si trasmette lungo il nervo pelvico, quella della prostata coinvolge il nervo pudendo."

"Aaaaahhhhhh!! Ora capisco perché a noi uomini piace questa mossa!"
Questa volta a ridere sono Antonio, Ivan e Luca.

"Ma adesso, cerchiamo di capire meglio i nostri orgasmi" dico alle donne al tavolo con me.

Generalmente noi donne arriviamo all'orgasmo in tre zone: il clitoride, la vagina, il punto G. Però l'orgasmo può avere origine in diversi modi, come, ad esempio, massaggiando la testa, toccando il seno, stimolando il clitoride in diversi modi... Per quello conoscere il proprio corpo è importante.

In noi donne **corpo e mente viaggiano in maniera connessa e** basta il giusto eccitamento per trasformare qualsiasi punto in una zona orgasmica.

ORGASMO CLITORIDEO

Questo punto è quello che noi donne preferiamo, ahahahahah. Produce le sensazioni più intense e ci porta facilmente all'orgasmo attraverso la stimolazione manuale (o orale per quando non siamo sole, ahahahah). Ognuna ha la sua preferenza di tocco. Per capire qual è bisogna fare pratica, ahahahah.

ORGASMO VAGINALE

L'orgasmo vaginale coinvolge anche il punto G (il cui orgasmo seguirà nel punto successivo).

Questo orgasmo può essere indotto contraendo ritmicamente il muscolo PC durante la penetrazione. Attraverso le contrazioni si stimolano le terminazioni nervose portando ad un orgasmo profondo.

ORGASMO DEL PUNTO G

Ci sono uomini che non trovano questo punto in tutta la loro vita, ma noi dobbiamo assolutamente sapere dov'è e giocarci, ahahahah, quindi... Immagina l'interno della tua vagina come un orologio. Il nostro ombelico è mezzogiorno (o mezzanotte). Il punto G si trova tra le undici e l'una, sopra le pareti vaginali che circondano l'uretra.

Proprio in questa zona troviamo le ghiandole di Skene.

Stimolando questa zona si produce una sensazione di piacere con la quale si raggiunge l'orgasmo. E se sentiamo la sensazione di urinare, spingiamo le nostre pareti vaginali ;)

ORGASMO CERVICALE

Una pressione profonda alla cervice. Per toccare questa parte bisogna portare le dita verso la parte posteriore della vagina, oltre l'osso pelvico e cercare uno 'spazio vuoto'.

Alcuni terapisti sessuali non esitano a paragonare il raggiungimento dell'orgasmo del collo dell'utero a una sorta di piacere ombelicale, estasi selvaggia o uno stato di trascendenza spirituale.

Per raggiungere questo orgasmo ci vuole un alto livello di eccitazione e rilassamento e, condizione necessaria, una penetrazione profonda, perché, la zona cervicale si trova nel collo dell'utero.

ANCHE IL SENO PUO' PORTARCI ALL'ORGASMO.

Quando vi toccate, provate a non trascurare il vostro seno. Toccatelo, giocate con i capezzoli... e fatemi sapere!

CONCLUSIONE

"Dai Bri, vieni anche te con noi!" mi prega la mia amica Lorena. Lei, Samantha e Ivan hanno deciso di passare a bere qualcosa in un nuovo locale qui a Milano.

"No ragazzi, davvero. Ho la sveglia tra poche ore. Non posso perdere il volo. Se vengo con voi so già che mi dovrete portare direttamente in aeroporto, ahahahah. Torno a casa".

Chi ha la macchina si propone di accompagnarmi a casa, ma rifiuto anche queste offerte e decido di prendere un taxi. Ho voglia, dopo una serata passata a parlare, di stare un po' con i miei pensieri.

Aver autostima e fiducia in sé è anche questo: saper stare soli e non aver bisogno di qualcuno per riempire un vuoto.

Durante il viaggio di ritorno osservo fuori dal finestrino. Questa sera c'è proprio casino in giro.

Guardo le facce delle persone sorridenti e comincio a fare un gioco con me stessa. "Quello si è toccato prima di uscire. La coppia ha fatto festa, ne seguirà un'altra post serata. Lei no, troppo rigida. Mamma che faccia questo, torna a casa, fatti una pugnetta ed esci, ahahahah. Lei sicuro sì". Chissà se ci avevo preso con le mie supposizioni, ahahahah.

Arrivata a casa tolgo le scarpe. Accendo la musica e vado in bagno. Struccandomi rivedo me ragazzina chiusa nella mia stanza a calmarmi in vista dell'esame. Poi io alle prese con i toys... All'inizio impacciata, poi intenditrice, ahahahah. Ora so guidare le mani del mio partner sul mio corpo e so cosa mi piace.

E per sapere ciò, ci è voluta esperienza.

Come detto in precedenza, penso possa tornarti utile un diario o un quaderno per gli appunti nel quale annottarti i tuoi appuntamenti con te stessa.

Concediti il tempo necessario per conoscerti a fondo. Segnati cosa ti piace o cosa ti piacerebbe fare. Appuntati esercizi che vorresti fare, cose che hanno fatto le tue amiche dicendo che è una figata, segnati articoli, libri, film che vorresti leggere e vedere sulla masturbazione e sulla psicologia.

Studia la diversità biologica uomo e donna.

Guardati allo specchio ogni mattina e dì a voce alta: "Sono una gran figa".

Rendi concreti i tuoi obiettivi.

L'obiettivo finale di questo libro è quello di accendere in te una fiamma di desiderio verso un tuo miglioramento.

Tornando a me e a quella sera, struccata, docciata, vado verso il mio stendino e prendo una maglietta stesa.

Mi butto sul letto ed accendo la tv. Chissà cosa ci sarà di bello...

A metà film comincio a strusciare le gambe. Guardo sul comodino e vedo il mio amato sex toys della Lelo ancora sotto carica. L'avevo usato prima di andare a cena. Non ditemi che pensavate non l'avessi usato, ahahah.

Stacco la presa e...

ADESSO MI DO LA BUONANOTTE...